BEI GRIN MACHT SICH IHR WISSEN BEZAHLT

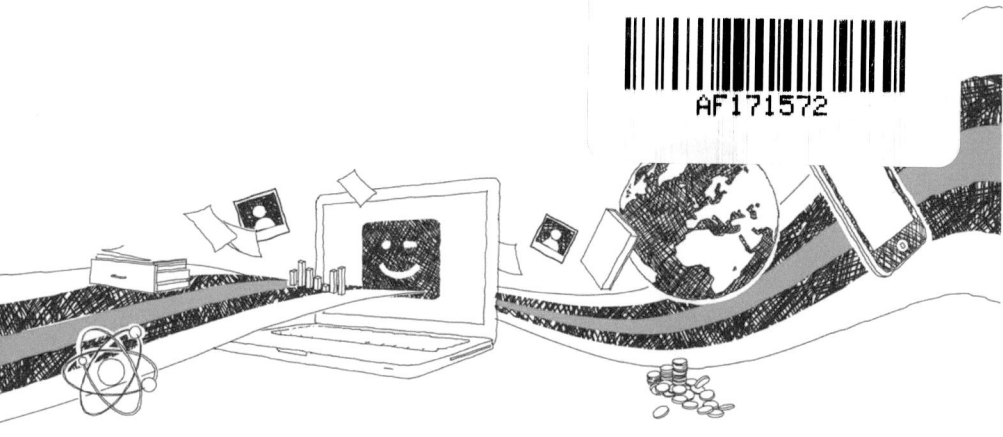

- Wir veröffentlichen Ihre Hausarbeit, Bachelor- und Masterarbeit
- Ihr eigenes eBook und Buch - weltweit in allen wichtigen Shops
- Verdienen Sie an jedem Verkauf

Jetzt bei www.GRIN.com hochladen und kostenlos publizieren

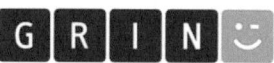

Bibliografische Information der Deutschen Nationalbibliothek:

Die Deutsche Bibliothek verzeichnet diese Publikation in der Deutschen Nationalbibliografie; detaillierte bibliografische Daten sind im Internet über http://dnb.d-nb.de/ abrufbar.

Dieses Werk sowie alle darin enthaltenen einzelnen Beiträge und Abbildungen sind urheberrechtlich geschützt. Jede Verwertung, die nicht ausdrücklich vom Urheberrechtsschutz zugelassen ist, bedarf der vorherigen Zustimmung des Verlages. Das gilt insbesondere für Vervielfältigungen, Bearbeitungen, Übersetzungen, Mikroverfilmungen, Auswertungen durch Datenbanken und für die Einspeicherung und Verarbeitung in elektronische Systeme. Alle Rechte, auch die des auszugsweisen Nachdrucks, der fotomechanischen Wiedergabe (einschließlich Mikrokopie) sowie der Auswertung durch Datenbanken oder ähnliche Einrichtungen, vorbehalten.

Impressum:

Copyright © 2018 GRIN Verlag
Druck und Bindung: Books on Demand GmbH, Norderstedt Germany
ISBN: 9783668934504

Dieses Buch bei GRIN:

https://www.grin.com/document/465051

Melissa Ihlow

Das Gesellschaftsjahr. Konzeptidee zur Lösung gesundheits- und sozialpolitischer Problemstellungen

GRIN Verlag

GRIN - Your knowledge has value

Der GRIN Verlag publiziert seit 1998 wissenschaftliche Arbeiten von Studenten, Hochschullehrern und anderen Akademikern als eBook und gedrucktes Buch. Die Verlagswebsite www.grin.com ist die ideale Plattform zur Veröffentlichung von Hausarbeiten, Abschlussarbeiten, wissenschaftlichen Aufsätzen, Dissertationen und Fachbüchern.

Besuchen Sie uns im Internet:

http://www.grin.com/

http://www.facebook.com/grincom

http://www.twitter.com/grin_com

Julius-Maximilians-Universität Würzburg

Fakultät für Humanwissenschaften

Seminar: Wie funktioniert Gesundheitspolitik?

Politikfeldanalyse

Das Gesellschaftsjahr

-

Vorstellung einer Konzeptidee zur Lösung gesundheits – und sozialpolitischer Problemstellungen

SoSe 2018

Studierende: Melissa Ihlow

Abgabedatum: 30.09.2018

Inhalt

1. Mangel in der Pflege und bei der Kinderbetreuung als relevante Problemstellungen in Deutschlands Gesundheits – und Sozialsystem 4

2. Ursachen der aufgeführten Symptome 5

    2.1 Demographischer Wandel als Kernursache für die kommende Unterversorgung im Pflegebereich 5

    2.2 Unattraktivität des Pflegeberufs und der Beruf des Erziehers 6

3. Das Konzept des Gesellschaftsjahres 7

    3.1 Relevanz 7

    3.2 Rahmenbedingungen 8

    3.3 Anmeldung und Verteilung 8

    3.4 Durchführung 9

    3.4 Kosten und Finanzierung 10

4. Diskussion und Reflexion 10

    4.1 Juristische Grundlagen 10

    4.2 Umsetzbarkeit und positive Aspekte des Gesellschaftsjahres 11

    4.3 Abgrenzung zum FSJ, Bundesfreiwilligendienst und ehemaligem Zivildienst 12

5. Musterbogen zur Verteilung 13

6. Literaturverzeichnis 15

1. Mangel in der Pflege und bei der Kinderbetreuung als relevante Problemstellungen in Deutschlands Gesundheits – und Sozialsystem

In Deutschland gibt es immer weniger Kinder und zugleich nimmt das Lebensalter weiter zu: Laut dem Bundesministerium für Gesundheit werden Menschen in den letzten 30 Jahren im Schnitt sieben Jahre älter, was einer durchschnittlichen Lebenserwartung von 78,2 Jahren für Männer beziehungsweise 83,1 Jahren für Frauen entspricht.[1] Dieser sogenannte demographische Wandel hat weitreichende gesellschaftliche Konsequenzen und birgt insbesondere für das Gesundheitssystem große Herausforderungen. Eine der Problemstellungen ist z.B. der Mangel an qualifizierten Pflegekräften, welche die zunehmende älteste Bevölkerungsgruppe entsprechend pflegen und versorgen können. Obwohl die Altenpflege bereits zu einer der in den letzten Jahrzehnten am stärksten gewachsenen Berufsgruppen gehört, gibt es derzeit etwa 25.000 bis 30.000 unbesetzte Stellen.[2] Dieser Mangel an professionellen Pflegekräften wirkt sich nicht nur als Stressfaktor auf die Berufstätigen aus, sondern schreckt auch potentielle Auszubildende zunehmend vor einer Ausbildung in dieser Berufsbranche ab. Zudem leidet die Qualität der Versorgung alter und kranker Menschen, welchen immer weniger Zeit gewidmet werden kann. Ein weiterer Mangel besteht bei den Plätzen in Kindertagesstätten (Kitas). Diese wären für viele Eltern dringlich, um ihr Kind gut versorgt zu wissen und trotzdem ihrer Berufstätigkeit nachgehen zu können. Laut der Bundesfamilienministerin Franziska Giffey „deckt der Versorgungsgrad nicht annähernd den Bedarf".[3] Grund für die bundesweit etwa 300.000 fehlenden Kitaplätze ist ebenfalls zum Teil die Unattraktivität des Erzieherberufs, welcher als schlecht bezahlt gilt.

Im Rahmen des Seminars haben wir uns mit Problemlagen des Gesundheitssystems beschäftigt und mit dem „Gesellschaftsjahr" ein Konzept entwickelt, welches den oben angerissenen Entwicklungen entgegen wirken und gesellschaftlich und gesundheitlich relevante Problemstellungen entschärfen könnte. Im Folgenden werden zunächst die Ursachen der Symptome näher erläutert, anschließend wird das entwickelte Konzept detailliert vorgestellt und als letzter Punkt ist eine Diskussion der Umsetzbarkeit, Chancen und Schwachstellen des „Gesellschaftsjahres" angesetzt.

---

[1] Vgl. Bundesministerium für Gesundheit: „Beschäftigte in der Pflege", unter: https://www.bundesgesundheitsministerium.de/index.php?id=646 (abgerufen am 01.08.2018)
[2] Vgl. ebd.
[3] Nehls, Anja: „Mangel an Kitaplätzen", unter: https://www.deutschlandfunk.de/mangel-an-kitaplaetzen-kita-demo-in-berlin.1773.de.html?dram:article_id=418784 (abgerufen am 03.08.2018)

2. Ursachen der aufgeführten Symptome

Der Mangel an geeignetem Pflegepersonal, die zunehmende Alterseinsamkeit aufgrund von knapp kalkulierten Zeiten für die einzelnen Bedürftigen sowie das Fehlen von ausreichend Kitaplätzen zur Betreuung von Vorschulkindern wurden im Laufe des Seminars als bedeutende Problemlagen im deutschen Gesundheitssystem sowie im Sozialsystem identifiziert. Für diese soll das Konzept des Gesellschaftsjahres Lösungsansätze und Problemminderung parat halten.

Um Symptome angemessen bekämpfen zu können, ist es zunächst notwendig, die Ursachen der aufgeführten Probleme näher zu beleuchten.

2.1 Demographischer Wandel als Kernursache für die kommende Unterversorgung im Pflegebereich

Der demographische Wandel hat insbesondere für die Pflegebranche Folgen. Durch die zurückgehende Geburtenrate in Deutschland (im Jahr 2009 lag die Geburtenziffer bei nur 1,36 Kinder pro Frau im Vergleich zu 2,3 Kindern im Jahr 1960)[4] und die durchschnittlich gestiegene Lebenserwartung, kommt es zu einer beträchtlichen Verschiebung der Altersstruktur. Mit dem demographischen Veränderungsprozess ist auch generell ein Rückgang der verfügbaren Arbeitnehmer verbunden. Die mit dieser Entwicklung verbundenen gesellschaftlichen Herausforderungen liegen nicht nur im Bereich der Altersabsicherung und der Versorgung durch immer weniger Erwerbstätige und Beitragszahler, sondern vor allem darin, dass immer weniger junge, berufstätige Menschen die Pflege der zunehmenden älteren Bevölkerungsschicht übernehmen müssen.[5] Es kommt zudem zu einem Rückgang der informellen Pflegepersonen, also solchen ohne professionelle Berufsausbildung in diesem Bereich, so dass künftig wohl noch mehr Personen stationär von professionellem Pflegepersonal versorgt werden müssen. Manfred Haubrock geht zudem von einer steigenden Nachfrage an Gesundheitsversorgung durch ein gestiegenes Patientenaufkommen aus und schlussfolgert als Konsequenz, dass „mit einem Nachfrageanstieg (…) notwendigerweise eine steigende Nachfrage von qualifiziertem Personal einher [geht]." Dies stellt das Gesundheitssystem nicht nur finanziell, sondern auch arbeitsmarkttechnisch vor gewaltige Probleme, da bereits heute eine drastische Unterversorgung von Fachpersonal im Gesundheitswesen in allen relevanten Berufsgruppen besteht. Gerade im Bereich der

---

[4] Vgl. Haubrock 2017 S.4
[5] Vgl. ebd. S. 4ff.

pflegerischen Versorgung wird, laut einer Studie aus dem Jahr 2010, von Personalengpässen im Jahr 2030 ausgegangen, welche zu einer prognostizierten Nichtbesetzung von 400.000 Gesundheits-/Krankenpfleger- sowie Krankenpflegehelferstellen führen werden.[6] Als Gründe für den schon existenten gravierenden Pflegemangel können Personalabbau in der Vergangenheit, Frühberentung sowie die zunehmende Teilzeitquote genannt werden.[7] Zusammengefasst führt die Demografie dazu, dass vermehrt qualifizierte Pflegekräfte benötigt werden, um eine bedarfsgerechte Versorgung zu gewährleisten. Eben diese Humanressource steht aber zum derzeitigen Stand nur begrenzt zur Verfügung.

2.2 Unattraktivität des Pflegeberufs und der des Erziehers

Der Mangel an Pflegekräften und Erziehern ist auch auf die Unattraktivität der beiden Berufsgruppen für junge Auszubildende zurückzuführen. In beiden Berufen wird den Angestellten viel abverlangt, sie sind fast permanent Stress unterworfen und werden dafür weder finanziell noch mit gesellschaftlicher Anerkennung entsprechend entlohnt. Obwohl die Ausbildung zum Erzieher mit vier bis fünf Jahren länger dauert als die meisten Bachelorstudiengänge, liegt der Lohn vielerorts auch nach mehreren Jahren Berufserfahrung noch unter 2000 Euro brutto für eine Vollzeitstelle. Aus diesem Grund nehmen viele Erzieher einen zweiten Job an, um sich größere Anschaffungen oder einen Urlaub finanzieren zu können.[8] Auch der Beruf der Pflegekraft ist äußerst unattraktiv für potentiellen Nachwuchs in Deutschland, wobei bereits 20% der Berufstätigen nicht abgeneigt sind, sich zwecks besserer Arbeitsbedingungen, eine Stelle im Ausland zu suchen.[9] Nach Aussage des Bundesministeriums für Arbeit ist die Entwicklung des Personalnotstands in der Pflege jedoch auch stark von der Attraktivität des Pflegeberufes abhängig. Als notwendige Maßnahmen zur Steigerung dieser werden unter Anderem verbesserte Rahmenbedingungen für die Entlohnung, Entlastung im Pflegealltag durch zusätzliches Personal bei stationärer Versorgung sowie mehr Zeit durch einen Abbau der Bürokratie genannt.[10]

---

[6] Vgl. Ostwald et al. 2010, S. 10
[7] Vgl. Isfort et al. 2010, S. 6 ff.
[8] Vgl. Eckardt, Ann-Kathrin: „Beruf Erzieherin – Kein Kinderspiel", unter: https://www.sueddeutsche.de/karriere/beruf-erzieherin-kein-kinderspiel-1.522539; (abgerufen am 16.08.2018)
[9] Vgl. Isfort et al. 2010, S.46 f.
[10] Vgl. Haubrock 2017, S.11 f.

3. Das Konzept des Gesellschaftsjahres

Um denen im Voraus beschriebenen Entwicklungen entgegen zu wirken und Lösungsansätze für Problemstellungen des Gesundheitssystems aufzuzeigen, entwickelte unsere Arbeitsgruppe im Laufe des Seminars konzeptuell das „Gesellschaftsjahr". Dieses würde eine verpflichtende Betätigung von Schulabgängern über einen gewissen Zeitraum im sozialen und gesundheitlichen Bereich beinhalten und könnte somit ambulantes und stationäres Pflegepersonal, die Verwaltung von Krankenhäusern und Kindertagesstätten entlasten. Die Leitmotive der Idee lauten „in Gesellschaft und für die Gesellschaft!", „sozialer Zusammenhalt in einer modernen Gesellschaft" sowie „zukunftsorientiert, nachhaltig, integrativ" und spiegeln ihren Kerngedanken wider. Im Folgenden wird zunächst auf die Relevanz und den möglichen positiven Einfluss des Jahres eingegangen, anschließend werden die Rahmenbedingungen erläutert, wichtige Fragen zu Anmeldung und Verteilung geklärt und schließlich konkrete Ansätze zur Durchführung und zu den damit verbundenen Kosten beziehungsweise der Finanzierung vorgestellt.

3.1 Relevanz

Wie bereits unter Punkt 2 erläutert, steht das deutsche Gesundheitssystem aufgrund des demographischen Wandels vor gewaltigen Herausforderungen. Oftmals leidet aufgrund von Versorgungsengpässen die mentale Gesundheit der Pflegebedürftigen, welche teils unter Alterseinsamkeit leiden und nicht nur körperlicher, sondern sozialer Fürsorge bedürfen. An dieser Stelle kann der Einsatz von jungen Schulabgängern zur Beschäftigung der Pflegebedürftigen und zum sozialen Austausch positiven Einfluss nehmen. Zudem kann das professionelle Pflegepersonal schrittweise entlastet werden, indem es mehr Zeit pro Patient gewinnt, weil die Absolventen des Gesellschaftsjahres notwendige Aufgaben alltäglicher Arbeit übernehmen können. Auch auf Kindertagesstätten und administrative Arbeiten ist dieser Ansatz übertragbar. Durch das Gesellschaftsjahr vertieft man zudem den Generationenvertrag, indem man in der Jugend einen gewissen Zeitraum für soziale Tätigkeiten aufwendet, mit der Gewissheit, im Alter ebenso von der Fürsorge der jüngeren Generation zu profitieren. Sinn macht die Etablierung einer Zwischenstation zwischen Schulabschluss und Aufnahme eines Studiums oder Berufsausbildung auch mit Blick auf die verkürzte Schullaufbahn aufgrund des G8 sowie dem Bachelor/Mastersystem an den Universitäten. Die Schulabgänger sind mittlerweile immer jünger und die Lebenserwartung ist aber stark gestiegen, wodurch man nach Aufnahme einer Erwerbstätigkeit wesentlich länger arbeitet als frühere Generationen. Einen Teil dieser Zeit in soziale Arbeit zu investieren könnte zudem das kollektive Empathievermögen stärken und der gesellschaftlichen Entwicklung hin zu mehr Selbstbezogenheit der sogenannten ‚Generation Y' entgegen wirken.

3.2 Rahmenbedingungen

Das Gesellschaftsjahr würde unserer Vorstellung nach für Männer und Frauen gleichermaßen gelten und wäre ab 16 Jahren freiwillig und mit Eintritt der Volljährigkeit verpflichtend abzuleisten. Um Probleme für Arbeitgeber und Betriebe vorzubeugen, wird man nicht aus der Ausbildung oder dem Beruf gerissen. Generell sind sechs Monate Arbeit mit einer 70%-Stelle, was einer 4-Tage-Woche entspricht, für alle vorgesehen, die ihren Schulabschluss in Deutschland erlangen. Sollte jemand den Arbeitszeitraum auf ein Jahr verlängern, kann sich derjenige die Verlängerung auf die Rentenjahre anrechnen lassen und wird zudem bei anschließenden Bewerbungen für einen Job oder eine Ausbildung im jeweiligen Bereich bevorzugt behandelt. Somit haben Absolventen eines ganzen Jahres Vorteile in Bezug auf ihre berufliche Laufbahn gegenüber jenen, die nur die verpflichtenden sechs Monate durchlaufen haben. Um das Gesellschaftsjahr zu etablieren, dessen positive Einflüsse gesellschaftlich begründen zu können und einen späteren reibungslosen Ablauf zu garantieren, wäre eine fünfjährige Probe- und Übergangsphase empfehlenswert, in der zugleich die Weichen für kommende Generationen gestellt werden.

3.3 Anmeldung und Verteilung

Die Anmeldeformulare zum Gesellschaftsjahr werden automatisiert sechs Monate vor der Volljährigkeit oder vor dem erwarteten Schulabschluss von der Kranken – oder Pflegeversicherung zugeschickt. Im Anhang befindet sich ein exemplarischer Verteilungsbogen, wie er an Jugendliche zu ihrem gemeldeten Erstwohnsitz zugeschickt werden könnte. Bei der Anmeldung kann neben der präferierten Arbeitsbranche auch außerordentliches ehrenamtliches Engagement in der Vergangenheit angegeben werden. Bei jahrelangem, regelmäßigem (mindestens einmal wöchentlich stattfindenden) Engagement in der Vergangenheit in einem sozialen oder gesundheitlichen Bereich kann der Dienst entfallen, es besteht aber trotzdem die Möglichkeit einer freiwilligen Ableistung. Andere Programme wie „Work and Travel" oder der „freiwillige Wehrdienst" werden nicht berücksichtigt, können also lediglich zusätzlich zum Gesellschaftsjahr und nicht stattdessen abgelegt werden. Eine Dachorganisation auf Bundesebene würde sich um Koordination und grundlegende Anliegen bezüglich des Gesellschaftsjahres kümmern, wohingegen die konkrete Vertretung und Verteilung der Arbeitsplätze in den Bundesländern selbst stattfinden müsste, da diese am meisten Einblick in den Ausbau von Infrastrukturen im Pflegebereich und Personalmangel an bestimmten Standorten hätten. Die Verteilung sollte nach allgemeinen Kriterien erfolgen, die Absolventen des Gemeinschaftsdienstes könnten somit unter Anderem Präferenzen zu gewünschtem Standort in ihrem jeweiligen Bundesland und den bevorzugten Arbeitsbereich angeben.

3.4 Durchführung

Die Einführung des Gesellschaftsjahres könnte damit beginnen, dass der Bevölkerung ausführliche Informationen über den Ablauf, den Sinn und die Umsetzung der Maßnahme beispielsweise im Rahmen von Veranstaltungen in Schulen und bei Messen zur Verfügung gestellt werden. Zudem könnte es zur späteren erleichterten Einarbeitung der Absolventen im Voraus ein Angebot von auch sonst nützlichen Wochenendseminaren geben, beispielsweise Erste-Hilfe-Kurse oder einen Basiskurs zum Thema Pflege oder Kinderbetreuung. Die möglichen Arbeitsbereiche sind nicht auf die Unterstützung von Pflegepersonal in Krankenhäusern sowie bei ambulanten Pflegediensten beschränkt. Das Jahr kann hingegen auch in Altenheimen, in Kindertagesstätten und Kindergärten sowie als Einkaufshilfe und generell im Sinne von sozialer Fürsorge abgeleistet werden. Für alle, die sich keinen Dienst im direkten Umgang mit Menschen mit Fürsorgebedarf vorstellen können, gibt es die Option, das Jahr in der Verwaltung oder Administration von gemeinnützigen Organisationen wie der Caritas oder in den Betrieben selbst abzuleisten. Um einen sinnvollen und für alle Beteiligten gewinnbringenden Ablauf des Dienstes sicher zu stellen, sollte die fachliche Einarbeitung in den Betrieben von einem Absolventenbegleiter übernommen werden, der zudem als direkter Ansprechpartner zu jeder Situation und Problemlage der Absolventen jederzeit erreichbar sein sollte. Zudem wären ein Notfallknopf an der Kleidung für die Gesellschaftsjahrler eine Sicherheitsmaßnahme im Falle von Belästigung oder eines medizinischen Notfalls. Auf diese Weise könnte unmittelbar und schnell Hilfe angefordert werden. Auch Supervision sollte zum Bestandteil des Gesellschaftsjahres werden. Um einen Austausch anzuregen, kann sich in speziellen Gruppensitzungen mit einem Anleiter und mehreren Absolventen über prägende Erfahrungen und Probleme ausgetauscht und es können gemeinsam Lösungsansätze entwickelt werden.

3.4 Kosten und Finanzierung

Anders als beim freiwilligen sozialen Jahr (FSJ) oder dem ehemaligen Zivildienst würden die Beschäftigten beim Gesellschaftsjahr in allen drei Einsatzbereichen eine monatliche Entlohnung mindestens auf Mindestlohnhöhe sowie den Anspruch auf bezahlten Urlaub erhalten. Zudem sollte die absolvierte Zeit wie bei anderer Lohnarbeit auf die Rentenjahre angerechnet werden. Um den Gesellschaftsjahrlern Wertschätzung entgegen zu bringen und ihnen den Alltag stückweise zu erleichtern, könnten zudem weitere Vergünstigungen zum Beispiel in Form eines Helferausweises ähnlich dem eines Studentenausweises eingeführt werden. Mit diesem könnte es Rabatt für kulturelle Aktivitäten, aber auch beim Kauf von Lebensmitteln oder beim öffentlichen Nahverkehr geben. Die geschätzten Kosten der Etablierung eines verpflichtenden sozialen Jahres liegen zwischen 10 und 12 Milliarden Euro im Jahr. Um diese zu decken, wären eine Erhöhung der Pflegeversicherungsbeiträge sowie der weitreichende Einsatz staatlicher Subventionen unumgänglich.

4. **Diskussion und Reflexion**

Nach der ausführlichen Darlegung des Konzeptes des Gesellschaftjahres soll in einem letzten Punkt auf die Schwächen, Stärken und potentiellen Hürden zur Umsetzung des Modells eingegangen werden sowie eine Abgrenzung zu bisherigen Freiwilligen – oder Pflichtdiensten in der Bundesrepublik vorgenommen werden.

4.1 Juristische Grundlagen

Die Idee der Einführung einer allgemeinen Dienstpflicht wird von Experten aus Justiz und Politik mit Skepsis betrachtet. Artikel 12 des Grundgesetzes garantiert die freie Berufswahl und verbietet den Arbeitszwang „außer im Rahmen einer herkömmlichen allgemeinen, für alle gleichen öffentlichen Dienstleistungspflicht." Die Aspekte „gleich" und „öffentlich" wären für das Konzept des Gesellschaftsjahres zutreffend, da den Pflichtdienst sowohl Männer als auch Frauen ableisten müssten. Die entscheidende Hürde, welche vor der Etablierung des Jahres umgangen werden müsste, bildet die Bedingung der Herkömmlichkeit. Von dieser kann ausgegangen werden, wenn ein solcher Pflichtdienst bereits in der Weimarer Republik existiert hätte, was jedoch nicht der Fall ist.[11] In seinem Plädoyer für das ‚soziale Pflichtjahr' macht Heribert Prantl jedoch den Vorschlag, dass man „das soziale Jahr als ‚Europäisches soziales Jahr' in die schulische und berufliche Ausbildung integrieren [könnte].". Übertragen auf das Konzept meiner Projektgruppe würde das Gesellschaftsjahr somit zum Bestandteil der Schulpflicht. Ob es sich beim Gesellschaftsjahr nicht trotz rechtlicher Möglichkeiten um einen zu großen Eingriff in das Leben von Schulabgängern handeln würde, ist diskussionswürdig.[12]

4.2 Umsetzbarkeit und positive Aspekte des Gesellschaftsjahres

Bei einer kritischen und reflexiven Auseinandersetzung mit dem Konzept des Gesellschaftsjahres bleibt die Frage nach den Chancen einer realen Umsetzbarkeit nicht aus. Die mögliche Einführung eines Pflichtdienstes stellt eine gesellschaftliche Kontroverse da und führt zu ausdifferenzierten, unterschiedlichen Meinungen und Argumenten. Als Argumente gegen das Gesellschaftsjahr sind insbesondere Aspekte organisatorischer und finanzieller Art anzuführen. Wie bereits unter Finanzierung erläutert, wären mit der Etablierung sowohl Kosten für Staat als auch für die Bürger verbunden. Es dürfte schwierig sein, gesellschaftliche Legitimierung für eine alle Schulabgänger betreffende Maßnahme zu finden, die nicht nur verpflichtend, sondern auch mit einer Steigung der Pflegeversicherungsbeiträge verbunden wäre. Zudem wäre die Einführung vermutlich mit enormen strukturellen Herausforderungen sowie einem hohen Organisationsaufwand für die Betriebe, Verbände sowie die politische Verwaltung verbunden. Anton Schaaf und Andrea Franz sprechen gar davon, dass „ein soziales Pflichtjahr (…) erhebliche Kosten verursachen [würde], die Verhältnisse auf dem Arbeitsmarkt stark verzerren [würde] und (…) negative Auswirkungen auf die Produktivität unserer Volkswirtschaft [hätte].". Deutliche positive Aspekte und mögliche Auswirkungen des Gesellschaftsjahres sind eine Entlastung der Pflege- und Erzieherfachkräfte sowie der Verwaltung von Betrieben. Zudem können so junge Menschen einen tieferen Einblick in soziale Berufsfelder als durch (Pflicht)Praktika gewinnen. Wie mehrere Studien über Freiwilligendienste wie das ‚Freiwillige Soziale Jahr' zeigen, haben Dienste dieser Art stark positive Auswirkungen auf die Berufsorientierung und auf die Weiterentwicklung der Persönlichkeit. So beschrieben sich die Freiwilligen nach dem FSJ als selbstständiger,

---

[11] Vgl. Novotny, Rudy: „Soziales Jahr – Trommeln Sie weiter!", unter: https://www.zeit.de/2014/43/soziales-jahr-grundgesetz-sozialdienst; (abgerufen am 16.08.2018)
[12] Vgl. ebd.

selbstsicherer in ihrem Auftreten und eher bereit, Verantwortung zu übernehmen. Ähnlich wie das FSJ könnte das Gesellschaftsjahr zudem eine Rekrutierungsfunktion für fähige Auszubildende erfüllen.[13] Weitere positive Aspekte sind die Förderung des Gemeinsinns sowie die Möglichkeit zu einer im Normalfall enorm bereichernde Erfahrung für alle Jugendlichen.

4.3 Abgrenzung zum FSJ, Bundesfreiwilligendienst und ehemaligem Zivildienst

Die Ähnlichkeit des Gesellschaftsjahrmodells zu bereits bestehenden oder vergangenen Konzepten zur Einbindung in soziale Arbeitsbereiche ist zwar unübersehbar gegeben, jedoch existieren auch mehrere Abgrenzungsmöglichkeiten von und Neuerungen mit der Idee. Mit der Einführung des Gesellschaftsjahres wäre ein Fortbestehen des aus dem Wehrdienst/Zivildienst entwickelten Bundesfreiwilligendienstes nicht notwendig, da auch das Gesellschaftsjahr staatlich verwaltet und angetrieben wäre und wesentlich mehr als 35.000 Personen gesellschaftlich einbinden könnte als es der Bundesfreiwilligendienst vermag. Eine Kompensation der wegfallenden Stellen in den zusätzlichen Bereichen Sport, Integration, Kultur, Bildung sowie Zivil- und Katastrophenschutz sowie auch für ältere Gesellschaftsgruppen könnte durch eine Ausweitung des freiwilligen sozialen Jahres stattfinden.[14] Der ehemalige Zivildienst war als Alternative zum, nun ausgesetzten, Wehrdienst vorgesehen und war zum einen lediglich jungen Männern vorbehalten und zum anderen konnten die Arbeitskräfte dem Niedriglohnsektor zugeordnet werden, was beim Gesellschaftsjahr aufgrund des Mindestlohn nicht der Fall wäre.[15] Meiner Vorstellung nach sollten die Freiwilligendienste trotzdem bestehen bleiben und politische Unterstützung erfahren, um die Idee der Freiwilligkeit zu fördern und bereits bestehende, funktionierende Strukturen nicht zu zerstören. Somit könnten sich Freiwillige das Jahr im kulturellen und ökologischen Bereich ebenso anrechnen lassen wie Freiwillige im sozialen Sektor. Ein Vorteil im sozialen Bereich des FSJ gegenüber der bezahlten Version des Gesellschaftsjahres könnte in der freien Ortswahl und einer größeren Spanne an Einsatzbereichen liegen.

---

[13] Fischer, J..: „Freiwilligendienste und ihre Wirkung – vom Nutzen des Engagements", unter: http://www.bpb.de/apuz/59669/freiwilligendienste-und-ihre-wirkung-vom-nutzen-des-engagements?p=1; (abgerufen am 16.08.2018)
[14] Vgl. Bundeszentrale für politische Bildung 2011: 1. Juli: Bundesfreiwilligendienst löst Zivildienst ab., unter: http://www.bpb.de/politik/hintergrund-aktuell/68778/bundesfreiwilligendienst-01-07-2011 (abgerufen am 17.08.2018)
[15] Vgl. Speth, R.; Nährlich, S.; Bachkaus-Maul, H.: „Der diskrete Charme des neuen Bundesfreiwilligendienstes", unter: http://www.bpb.de/apuz/59665/der-diskrete-charme-des-neuen-bundesfreiwilligendienstes?p=all (abgerufen am 17.08.2018)

5. Musterbogen zur Verteilung

Verteilungsbogen für das Gesellschaftsjahr

1. Personalien:

Name:

Geburtsdatum:

Geschlecht:

Anschrift:

2. Grundlegende Angaben:

1. Ich wohne derzeit noch bei meinen Eltern und kann über den Zeitraum des Gesellschaftsjahrs dort wohnhaft bleiben:

    Ja ☐   Nein ☐

2. Ich möchte während des Gesellschaftsjahrs gerne in folgendem Umkreis Entfernungen bleiben:

    15 km ☐   50 km ☐   100 km ☐   egal ☐

3. Ich könnte mir vorstellen mit mehreren Generationen zusammen zu wohnen:

    Ja ☐   Nein ☐

Am liebsten würde ich

im Pflegebereich ☐   im gesellschaftlich-sozialem Bereich ☐

ODER

in der Verwaltung und Administration ☐

arbeiten.

4. Ich habe bereits einen Ausbildungs- bzw. Studienplatz:

    Ja ☐   Nein ☐

    Falls ja, ab:_____   Studienfach/Ausbildungsbereich:_____

3. **Persönliche Angaben:**

Hobbies:

Interessen:

Ich kann mir gar nicht vorstellen, bei/mit _____ zu arbeiten

Es würde mich am meisten interessieren, mehr über _____ zu erfahren/lernen

Ich erhoffe mir von dem Jahr, dass

_____
_____
_____

4. **Nachweise**

Nachweise über bisheriges Engagement im sozialen Bereich sowie Ausbildungsplatz oder Studienplatz bitte beifügen.

6. Literaturverzeichnis

Berufsgenossenschaft für Gesundheitsdienst und Wohlfahrtspflege 2018: Auswirkungen des demographischen Wandels auf die Pflege. Unter: https://www.bgw-online.de/DE/Arbeitssicherheit-Gesundheitsschutz/Demografischer-Wandel/Auswirkungen-auf-die-Pflege/Auswirkungen_Pflege.html (zuletzt abgerufen am 16.08.2018)

Bundeszentrale für politische Bildung 2011: 1. Juli: Bundesfreiwilligendienst löst Zivildienst ab. Unter: http://www.bpb.de/politik/hintergrund-aktuell/68778/bundesfreiwilligendienst-01-07-2011 (zuletzt abgerufen am 17.08.2018)

Eckhardt, A.-K. 2010: Beruf Erzieherin – Kein Kinderspiel. Unter: https://www.sueddeutsche.de/karriere/beruf-erzieherin-kein-kinderspiel-1.522539 (zuletzt abgerufen am 16.08.2018)

Fischer, J. 2011: Freiwilligendienste und ihre Wirkung – vom Nutzen des Engagements. Unter: http://www.bpb.de/apuz/59669/freiwilligendienste-und-ihre-wirkung-vom-nutzen-des-engagements?p=1 (zuletzt abgerufen am 17.08.2018)

Franz, A.; Schaaf, A.: (K)ein Pflichtjahr für junge Menschen? Zur Konjunktur eines Irrtums. Unter: http://library.fes.de/pdf-files/stabsabteilung/02141.pdf (zuletzt abgerufen am 17.08.2018)

Haubrock, M. 2017: Sozioökonomische Herausforderungen für die Pflege. In: Pflege im Wandel gestalten – eine Führungsaufgabe. Hrsg.: Bechtel, P.; Smerdka-Arlheger I.; Lipp, K.; 2. Auflage. Berlin 2017.

Isfort M et al. 2010: Pflege-Thermometer 2009. Eine bundesweite Befragung von Pflegekräften zur Situation der Pflege und Patientenversorgung im Krankenhaus. Deutsches Institut für angewandte Pflegeforschung e.V. (dip), Köln. Unter: https://www.dip.de/fileadmin/data/pdf/material/dip_Pflege-Thermometer_2009.pdf (zuletzt abgerufen am 16.08.2018)

Novotny, R. 2014 a: Soziales Jahr – „Trommeln Sie weiter!". Unter: https://www.zeit.de/2014/43/soziales-jahr-grundgesetz-sozialdienst (zuletzt abgerufen am 16.08.2018)

Novotny, R. 2014 b: Freiwilliges soziales Jahr – Haltet zusammen! Unter: https://www.zeit.de/2014/37/freiwilliges-soziales-jahr-plaedoyer (zuletzt abgerufen am 17.08.2018)

Ostwald DA et al. 2010: Fachkräftemangel. Stationärer und ambulanter Bereich bis zum Jahr 2030. PricewaterhouseCoopers, Frankfurt am Main. Unter: http://www.forum-gesundheitspolitik.de/dossier/PDF/PwC-Studie_Fachkraeftemangel-im-Gesundheitswesen.pdf (zuletzt abgerufen am 16.08.2018)

Pleul, P. 2018: Zustimmung und Skepsis – Mehr soziale Hilfen durch allgemeine Dienstpflicht. Unter: https://www.aerztezeitung.de/politik_gesellschaft/pflege/article/969021/zustimmung-skepsis-kontroverse-soziales-pflichtjahr.html (zuletzt abgerufen am 16.08.2018)

Prantl, H. 2010: Junge Menschen – Das soziale Pflichtjahr ist gut. Unter: https://www.sueddeutsche.de/politik/junge-menschen-das-soziale-pflichtjahr-ist-gut-1.4088476 (zuletzt abgerufen am 16.08.2018)

ProCare 2018 23: 24. Versorgungsengpässe durch Pflegemangel. Deutsche Intensivmediziner fordern separates Pflegebudget. Unter: https://doi.org/10.1007/s00735-018-0891-8 (zuletzt abgerufen am 17.08.2018)

Speth, R.; Nährlich, S.; Bachkaus-Maul, H.: „Der diskrete Charme des neuen Bundesfreiwilligendienstes" Unter: http://www.bpb.de/apuz/59665/der-diskrete-charme-des-neuen-bundesfreiwilligendienstes?p=all (zuletzt abgerufen am 17.08.2018)

Zagatta, M. 2004: Soziales Pflichtjahr statt Zivildienst? Interview mit Wolfgang Böhmer. Unter: https://www.deutschlandfunk.de/soziales-pflichtjahr-statt zivildienst.694.de.html?dram:article_id=60584 (zuletzt abgerufen am 16.08.2018)

BEI GRIN MACHT SICH IHR WISSEN BEZAHLT

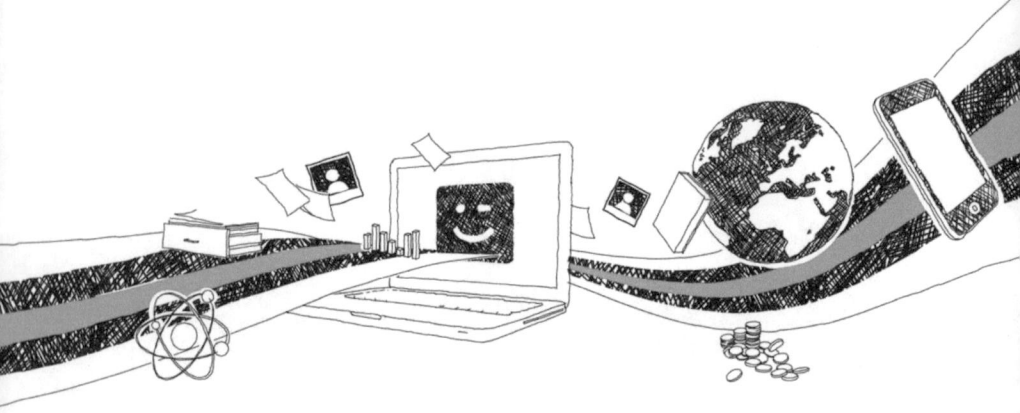

- Wir veröffentlichen Ihre Hausarbeit, Bachelor- und Masterarbeit

- Ihr eigenes eBook und Buch - weltweit in allen wichtigen Shops

- Verdienen Sie an jedem Verkauf

Jetzt bei www.GRIN.com hochladen und kostenlos publizieren

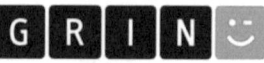